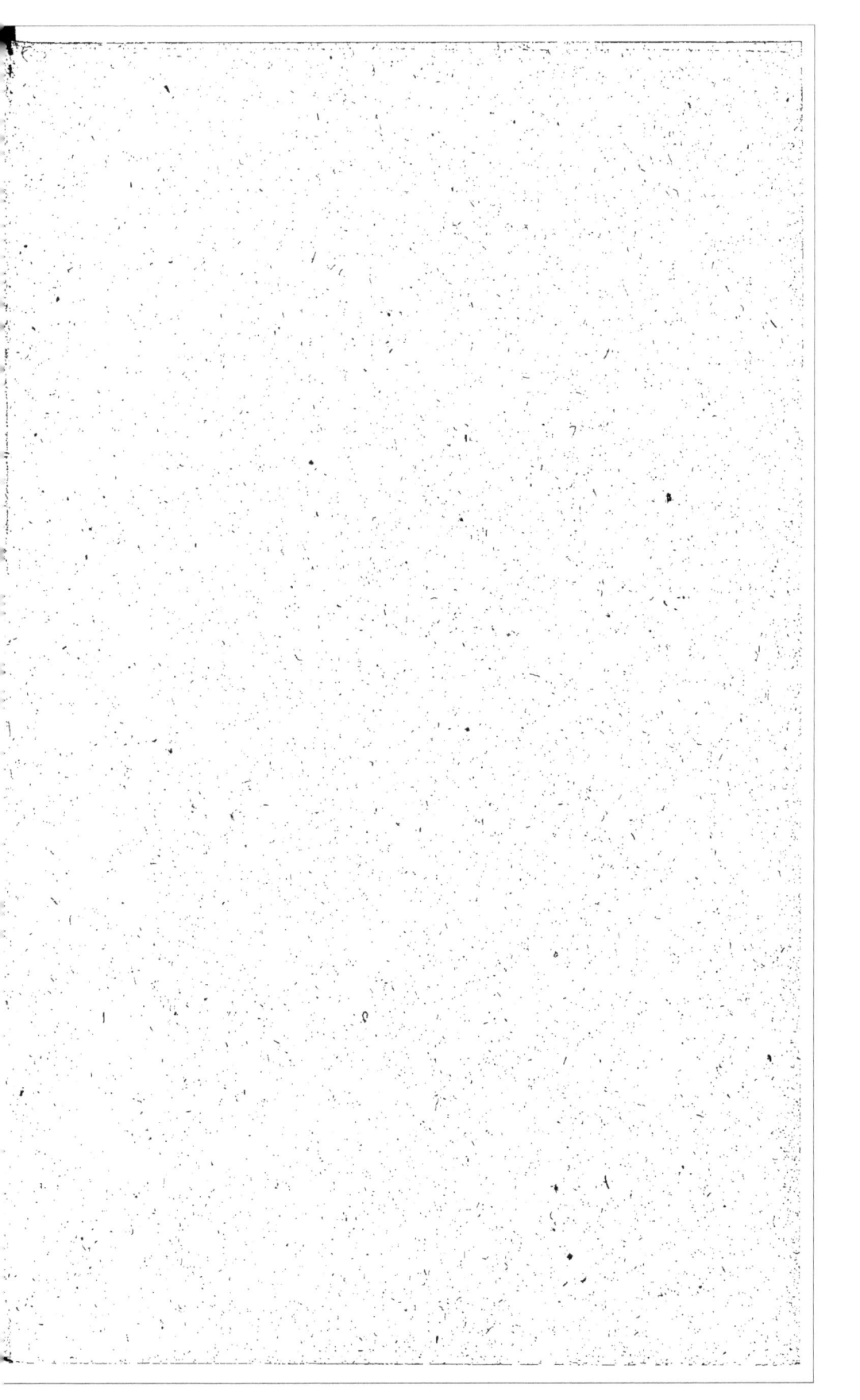

$T_c{}^{52}_{31}$

OBSERVATIONS

SUR LES MOYENS DE RECONNAITRE

LES

FALSIFICATIONS DU LAIT [1]

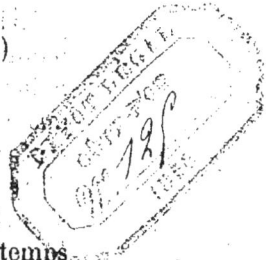

Au nombre des questions qui dans tous les temps
ont vivement ému l'opinion publique, celles qui se
rapportent aux falsifications des substances alimen-
taires méritent une attention tout exceptionnelle ;
elles sont, de plus, d'une actualité incontestable. En
même temps, en effet, que les subsistances augmen-
tent de valeur, la fraude a un plus grand intérêt a
y introduire des substances étrangères ; et il se trouve
que le consommateur est d'autant plus exposé à
être trompé, sur la qualité surtout, qu'il achète lui-
même à un prix plus élevé.

C'est précisément ce qui est arrivé pour le lait. A
peine altéré dans nos contrées à une époque où il se

---

(1) En vente chez Picard, libraire, rue Condé. — Prix :
50 c.

vendait moitié moins qu'aujourd'hui, nous avons vu le lait nous être fourni *de moins en moins pur, de moins en moins bon*, au fur et à mesure qu'on en augmentait le prix.

Aussi l'opinion publique applaudit-elle avec ardeur, il y a quelques années, aux mesures prises par l'autorité judiciaire et l'administration municipale pour arrêter cette fraude, et accueillit-elle avec reconnaissance les premières condamnations.

Mais bientôt on fut forcé de reconnaître que les punitions les plus rigoureuses n'avaient eu qu'une influence presque insignifiante sur la qualité du lait mis en vente ; et, en même temps que de nouvelles saisies étaient opérées, des plaintes d'abord timides et rares, puis nombreuses et hautement proclamées, s'élevèrent sur la fidélité des indications fournies par les moyens désignés par les auteurs pour constater la pureté du lait.

Les expériences les plus faciles comme les plus concluantes ont malheureusement donné raison à ces plaintes, et aujourd'hui il n'est plus possible de ne pas admettre que *tous* les instruments inventés pour indiquer la pureté du lait, et notamment les lactomètres, les galactomètres et les lactodensimètres, avec ou sans l'emploi du thermomètre, ne donnent que des résultats infidèles et trompeurs. Mis entre les mains de l'autorité judiciaire, ils ne sont bons qu'à protéger les fraudeurs adroits sans même garantir le producteur honnête, et leur emploi, s'il n'est accompagné d'autres indications, peut conduire aux erreurs les plus graves.

Voyez plutôt :

Le dimanche 7 août, nous fîmes prendre chez

M. Caillet aîné, de Longvic, du lait provenant de la traite de la veille au soir et écrémé, et de celle du matin non écrémé. A *un litre de ce lait* nous ajoutâmes *deux litres d'eau* et quelques substances sans valeur que nous croyons ne pas devoir indiquer, et *à un autre litre* du même lait nous mélangeâmes 50 0/0 *d'eau. Ces deux laits, expérimentés d'après les indications du lactodensimètre par M. le commissaire de police, furent trouvés non saisissables au galactomètre; le premier marquait* 25°, *le second* 24° (1).

Le même jour, du lait pris à la surface d'une *bure*, c'est-à-dire le meilleur et le plus riche en crême, donnait au galactomètre 20° et partant devait être saisi, tandis que le lait du fond marquait 26° et devait être réputé bon.

Quelques jours auparavant, l'autorité judiciaire constatait elle-même ces variations; elle trouvait que du lait pris à la surface marquait 22° et partant aurait dû être saisi, tandis qu'au fond et pris à la chantepleure il marquait 27° et par conséquent était excellent. Une autre expérience donnait :

       Lait pris au sommet. . . . . 17°
       —   au fond. . . . . . 26°
       —   au milieu. . . . . 27°

Mis dans du lait *provenant seulement de la traite du matin* et certainement excellent, le galactomètre nous a marqué 25 à 15 degrés de température, tandis que le *même lait mélangé avec une égale quan-*

---

(1) On a réputé jusqu'à présent à Dijon *lait fraudé* celui qui marque moins de 22° au *lactodensimètre*, sa température supposée à 15 degrés centigrades.

tité de lait ECRÉMÉ nous donnait 52° à la même température.

Aussi avons-nous la conviction qu'on a dû souvent, en s'en rapportant au *galactomètre seul*, saisir *les plus excellents laits* et être convaincu de la culpabilité des plus honnêtes gens.

Bien des laitières nous ont affirmé ne plus oser apporter du lait du matin non mélangé au lait écrémé de la veille, depuis que l'on fait usage du galactomètre, et nous sommes convaincus qu'elles disent vrai et qu'elles agissent avec prudence.

Un pareil état de choses doit avoir pour conséquence d'encourager la fraude plutôt que de la réprimer. Les doutes sur la culpabilité nés de constatations aussi imparfaites, habilement exploités par les vrais fraudeurs, leur permettent d'échapper même à la flétrissure qui, dans l'opinion, doit suivre toute condamnation.

Ces faits sont, sans nul doute, la preuve que la question présente des difficultés, nous ne le nions pas ; mais il nous semble que ces difficultés sont bien plutôt le résultat de la fausse route dans laquelle on est entré jusqu'à présent qu'elles ne sont réelles.

Nous sommes convaincus que le problème est facile à résoudre, et c'est ce que nous allons essayer de démontrer.

Le lait dans son état naturel peut être considéré comme se composant :

1° De crème ou beurre,
2° De caséum ou fromage blanc,
3° De sucre de lait,
4° De sels divers,
5° D'eau.

Tous ces produits y sont-ils toujours en égales proportions? Incontestablement non.

Nous avons trouvé sur 1,000 grammes ,

De 30 à 50 grammes de beurre ,

    40 à 65   —   de caséum ,

    52 à 73   —   de sucre et sels,

et, partant, des quantités variables d'eau.

MM. Bouchardat et Quevenne ont trouvé par litre :

De 25 à 60 grammes de beurre ,

    35 à 57   —   de caséum ,

    51 à 57   —   de sucre et sels,

Tous ces produits y varient, de plus, isolément; c'est ainsi qu'il pourra y avoir sur 1,000 grammes :

  Caséum, 65; — beurre , 30 ; — sucre et sels , 73;

    Id.,   55; — id.,   45; —   id.,   55;

    Id.,   47; — id.,   41; —   id.,   70.

Notons que ces analyses sont le résultat d'expériences faites sur des laits considérés comme bons, qu'ils ont été pris au moment de la traite, qu'aucune fraude n'avait pu les altérer; ajoutons qu'aucune des vaches qui les ont fournis n'avait été nourrie ni au moyen de betteraves, ou d'autres légumes aqueux, ni au moyen de résidus d'orge provenant de brasseries : de telle sorte que nous sommes loin de donner ici les chiffres les plus bas en *caséum*, *beurre* et *sucre de lait* naturels.

Mais il résulte néanmoins de ce simple exposé des raisons suffisantes pour aborder la discussion de la base fondamentale de toutes les recherches entreprises jusqu'à présent pour arriver à la constatation des falsifications du lait et pour montrer le peu de valeur de cette base.

En présence des variations si considérables dans chacune des parties qui composent le lait, les chimistes ont eu l'idée de créer ce qu'ils ont appelé un *lait normal*. Or, pour parvenir à ce résultat, on peut prendre une moyenne générale et arriver ainsi à une formule qui représente la composition la plus ordinaire du lait ; mais qui ne sent qu'un pareil résultat, bon pour des études physiologiques, est parfaitement inapplicable à des recherches légales ? Et, en effet, la qualité du lait varie par suite de mille circonstances indépendantes de la volonté du nourrisseur ; telle vache donne un lait riche en crème, telle autre donne plus de caséum ou de sucre : la saison, l'habitation, la température, la stabulation, les soins, la plus ou moins grande quantité d'eau donnée en boisson, la nature du fourrage, sa quantité, le temps depuis lequel il est récolté, etc., etc., ont une influence considérable.

Obligé d'abandonner ce moyen, qui aurait tout d'un coup *placé la moitié des producteurs parmi les fraudeurs;* on a dû rechercher quels étaient les laits les moins riches ; et alors en *acceptant la fraude dans certaines limites*, on n'a plus déclaré saisissables que ceux qui se trouvaient au-dessous du minimum ainsi constaté ; on a dit :

Tout lait qui contient moins de 8 0/0 de crème est un lait falsifié.

Tout lait qui donne moins de 53 millièmes de sucre de lait est un lait falsifié.

Tout lait qui, au lactodensimètre, marque moins de 22° est un lait falsifié.

Et au lieu de contrôler ces trois opérations l'une par l'autre, ce qui aurait beaucoup diminué les chan-

ces d'erreur, on s'est le plus souvent borné à une
seule ou à deux de ces constatations.

Tel est l'état actuel de la science appliquée à la recherche des falsifications du lait.

Or, qui ne voit qu'une pareille théorie, fondée sur
une *impuissance avouée* de reconnaître et de pour-
suivre *toute fraude qui n'arrive pas à des limites
extrêmes*, autorise par cela même *toute fraude qui
sait se renfermer dans les bornes qu'on lui a tracées* et
doit avoir pour inévitable résultat de faire que, dans
un court délai, *on ne vendra plus que du lait conte-
nant les proportions minimum* ainsi arrêtées.

Or, veut-on savoir quelle latitude on donne à la
fraude, pour la crème par exemple, d'après les procédés actuellement mis en usage ; faites la simple
réflexion que voici : le lait renferme souvent, très-
souvent, 20 0/0 de crème, si on ajoute un litre
d'eau a un litre de lait, on aura un mélange d'eau et
de lait qui renfermera encore 10 0/0 de crème, et partant que l'expert déclarera non saisissable au crémomètre.

Mais, dira-t-on dans ce cas, le galactomètre indiquera la fraude : eh bien, non ! avec un peu d'a-
dresse (et malheureusement les fraudeurs en ont plus
que les chimistes), le galactomètre déclarera le lait
excellent : ne l'avons-nous pas démontré plus haut?

Mais la recherche de la quantité de sucre et de
sels indiquera au moins la fraude : pas davantage.
Permettez-nous ici de ne pas apprendre comment
il faut faire à ceux qui ne le savent pas, et croyez-
nous sur parole.

Une addition de cent pour cent d'eau ne sera donc
reconnaissable, ni partant punissable, d'après les

procédés actuellement mis en usage ; doit-on s'étonner si les laits mis en vente sont de plus en plus mauvais?

On racontait ces jours derniers l'anecdote suivante : Certaines laitières pourvues maintenant de leur galactomètre et de leur thermomètre arrivent jusqu'à la porte de la ville avec leur lait déjà plus ou moins pur; mais, là, une nouvelle expérience est faite, et si le galactomètre marque quelques degrés de plus que l'autorité n'en exige, elles ajoutent de l'eau, jusqu'à le ramener au degré voulu ; que pensez-vous de *ce lait légal?* Voici une expérience qui vous montrera que le vendeur n'a pas un mince intérêt à agir ainsi.

Nous avons pris du lait provenant de la source indiquée plus haut, et composé aussi d'un mélange de lait écrémé de la veille et de lait du matin : le lait donnait 15 0/0 de crème, au lactodensimètre il marquait 33° à la température de 15°.

Après avoir ajouté :

10 0/0 d'eau, il marquait . . .29°.
20 0/0 . . . . .26°.
30 0/0 . . . . .24°.
40 0/0 . . . . .23°.

Il fallut ajouter 50 0/0 d'eau pour arriver à 22°.

Ainsi, l'on peut dans du lait déjà écrémé en partie ajouter 40 0/0 d'eau sans craindre ni le galactomètre, ni le lactodensimètre, ni le crémomètre ; car le lait ainsi altéré donnait encore, à ce dernier instrument, 9 0/0 de crème. Et il est aussi bien démontré que possible que le point de départ même de toutes les recherches faites jusqu'à présent, point de départ fondé sur la fixation *d'un minimum au-*

dessus duquel tout lait est réputé pur et *au-dessous duquel tout lait est réputé fraudé*, favorise infiniment plus la fraude qu'il ne la prévient.

En agissant ainsi, on tend à éloigner des marchés tout lait naturel, pour y substituer un lait *au titre légal*, c'est-à-dire infiniment médiocre, alors même qu'il ne serait qu'additionné d'eau.

On ne nous contestera donc pas que les moyens employés aujourd'hui sont incapables de décéler des additions d'eau et d'autres substances, faites pourtant dans des proportions énormes.

Mais ces moyens suffisent-ils au moins pour qu'on puisse affirmer avec certitude que la fraude existe? Eh bien, non! Il est facile de se convaincre du contraire : à moins de descendre la limite *minimum* jusqu'au point offert par *le plus mauvais lait naturel qu'on puisse rencontrer*, ce qui ferait tomber le lait légal à un niveau incroyable, on doit exceptionnellement, il est vrai, mais on doit trouver des laits naturels qui ne renferment pas les quantités de crème ou de sucre exigées. Il y a plus : un excès de crème rend le lait insaisissable.

La pratique prouve qu'il en a été déjà souvent ainsi; c'est un inconvénient qui à lui seul suffirait pour faire rejeter ces moyens. Ce que nous avons dit plus haut ne le démontre-t-il pas?

Nous ne parlons pas seulement des *lactomètres, galactomètres* ou *lactodensimètres* employés seuls, nous savons le peu de valeur de ces moyens; nous parlons même des expériences où on les a employés concurremment avec le crémomètre.

La conclusion que nous tirons de tous ces faits, c'est évidemment qu'il n'est possible d'établir rien de vrai ni rien de précis si on prend pour base cette unité que l'on a désignée sous le nom de *minimum*.

Pour les produits chimiques et industriels cette méthode est excellente et peut être rigoureusement appliquée ; c'est ainsi que l'on peut vérifier si un alliage renferme en des proportions indiquées d'avance chacun des métaux promis ; c'est ainsi encore que l'alcoomètre est un excellent instrument pour l'analyse commerciale des eaux-de-vie, etc., etc.

Mais que dirait-on de celui qui viendrait nous proposer de reconnaître les qualités des vins, sous aucun rapport, par un instrument quelconque, ou qui voudrait par un aréomètre découvrir les différents mélanges de vins, les additions d'eau, d'alcool, de sucre, de chaux, de plâtre, etc., etc., etc. ?

Que dirait-on si on venait nous dire que le vin sera saisissable s'il est *chimiquement au-dessous d'un type qui devra nécessairement être à peu près identique au plus mauvais vin ?* Chacun de nous rirait de pareilles prétentions ; et pourtant c'est là ce qu'on a fait et c'est ce qu'on propose de faire encore pour le lait.

Si les questions auxquelles nous faisons allusion pour le vin avaient été agitées devant nos grands-pères ; si elles avaient été soulevées devant nos vignerons, savez-vous quelle eût été leur réponse ? Ils auraient pris leur tasse d'argent et vous auraient répondu en souriant qu'il n'y a pour reconnaître le bon ou le mauvais vin qu'un seul moyen, et que ce moyen consiste à le goûter.

Eh bien ! nous vous dirons, nous, que *pour le lait le meilleur des galactomètres est la bouche, et que vous êtes cent fois plus instruit sur la bonté du lait qu'on vous a servi à votre déjeuner que si vous l'a-*

*viez essayé par tous les galactomètres du monde, ou
si vous lui aviez fait subir vingt analyses.*

Nous avons supprimé les dégustateurs-gourmets
pour le vin ; par quoi les avons-nous remplacés?

Nous voulons pour le lait nous en rapporter aux
seuls moyens physiques ou chimiques ; voyez à quel
admirable résultat nous sommes arrivés !

Est-ce à dire que nous proposions de nous passer
des découvertes de la science et de supprimer les
analyses chimiques. Une telle pensée ne nous serait
jamais venue, à nous moins qu'à tous autres ; nous
voulons seulement nous élever contre l'oubli de
moyens que nous considérons comme bons et repous-
ser ceux que nous démontrons être mauvais.

Pour nous, il y a *fraude toutes les fois que, dans le
but d'en augmenter la quantité ou d'en masquer les
défauts, on introduit dans le lait une substance quelconque.*

*Il n'est nullement nécessaire que le fraudeur ait,
par exemple, introduit 50 0/0 d'eau et ait ainsi fait
descendre son lait au-dessous du chiffre fixé ; il suffit
qu'il en ait ajouté une quantité quelconque et alors
même que son lait se trouverait ainsi meilleur que
tel autre lait non additionné d'eau.*

D'un autre côté, nous considérons comme *lait pur
et non susceptible d'être saisi, tout lait qui est mis en
vente tel qu'il est fourni par la vache,* excepté celui
qui suit immédiatement le part et qui renferme du
sang et du colostrum.

Enfin, nous proposons que le *lait écrémé et qui serait mis en vente avec indication suffisante qu'il a
été privé d'une partie de sa crème, soit exposé sur
le marché sans obstacle, le vendeur et l'acheteur sa-*

chant parfaitement à quoi s'en tenir sur la nature et la qualité de la marchandise vendue.

Nous ne saurions trop insister sur ce point, que le *lait doit être vendu tel qu'il est fourni par la vache et non pas tel que l'exigerait telle ou telle formule;* alors seulement le vendeur saura qu'il agit ou non avec loyauté, et n'aura besoin ni d'instruments ni de connaissances chimiques. Quiconque introduira quoi que ce soit dans le lait saura qu'il peut être poursuivi et puni. L'honnête homme n'aura pas à trembler devant des constatations incertaines, qui peuvent un jour ou l'autre compromettre son honneur et sa position, et devant la simplicité de la règle fléchiront toutes les tentatives de fraude et s'établira un commerce loyal.

Le problème se réduit donc pour nous aux propositions suivantes :

1° *Reconnaître qu'un lait mis en vente est bien tel qu'il a été fourni par la vache;*

2° *Constater qu'il a été privé d'une partie des matières qui entraient dans sa composition;*

3° *Apprécier la nature et la quantité de matières qui y ont été introduites.*

Pour arriver à ces résultats, il est indispensable de pouvoir établir une comparaison, et c'est en cela surtout que ce que nous proposons diffère complètement de tout ce qui a été fait.

Ce n'est pas *de temps à autre et de loin en loin que nous demandons cette comparaison, c'est chaque jour et pour chaque jugement que nous la croyons nécessaire. C'est surtout pour prononcer une condamnation que nous la regardons comme d'une absolue nécessité.*

Si on nous objectait que les opérations seront ainsi doublées, qu'il faudra deux analyses au lieu d'une, nous dirions que tout cela peut se faire en trois jours et ne coûterait pas plus de 30 fr., et nous croirions avoir répondu plus que ne le mérite un pareil argument employé dans un cas où il s'agit de condamner un individu à la prison et à une forte amende.

Il nous reste à indiquer les moyens pratiques de résoudre les questions que nous venons de poser; c'est ce que nous allons faire, en entrant dans tous les détails que comporte un pareil sujet.

Le lait est apporté sur nos marchés à trois états :

1º Lait pur, dit lait du matin ;

2º Lait du matin, mélangé avec le lait de la veille au soir écrémé ;

3º Lait de la veille au matin, mélangé avec celui de la veille au soir, tous deux écrémés.

La vente de ces trois sortes de lait doit être permise ; car, d'une part, la traite du matin ne saurait suffire à la consommation ; et, de l'autre, il est impossible de mettre en vente du lait de la veille sans enlever la crème qui surnage et qu'on ne peut plus mélanger intimement au lait.

La première mesure à prendre serait donc, selon nous, d'adopter cette première classification des laits, et, afin d'éviter tout embarras, d'exiger que chaque bure portât *une étiquette indiquant à laquelle de ces trois catégories appartient le lait qu'elle renferme : c'est la première chose à faire, sans elle il n'y a nulle possibilité de découvrir la fraude et nulle garantie pour l'acheteur.*

Avec une telle mesure il s'établira bientôt pour chacune de ces sortes de lait un prix différent, et tout le monde y trouvera son compte : cette première indication sera du reste, en cas de poursuite, la seule base sérieuse de toute analyse.

Quant aux saisies opérées par les agents de l'autorité, elles ne doivent *dans aucun cas être basées sur les indications des galactomètres ou lactodensimètres, instruments imparfaits et trompeurs avec ou sans l'aide du thermomètre.*

La couleur, la transparence, l'odeur, la saveur, donnent seuls de sérieux indices de falsification. Sur vingt personnes habituées à faire usage de lait à leur repas du matin, plus de la moitié vous découvriront, par la simple dégustation, l'introduction de la plus faible quantité d'eau. Si une ou plusieurs personnes étaient préposées à ces essais, nous sommes assurés que bientôt on pourrait presque à coup sûr, faire, sur leur seul témoignage, des saisies dont les expériences chimiques prouveraient neuf fois sur dix leur utilité.

MM. les commissaires de police s'éclaireraient, du reste, de tous les renseignements qu'ils pourraient recueillir et seraient guidés par les plaintes qui seraient déposées entre leurs mains.

On a proposé de saisir au hasard et à des époques indéterminées une certaine quantité de lait mis en vente, pour les soumettre tous à l'analyse et retrouver parmi eux ceux qui sont frelatés. Une pareille méthode d'agir nous paraît tout à fait impraticable : et en effet, si on porte à 20 fr. ou même à 10 fr. les frais d'analyse, ce qui est le minimum des frais pour une seule expérience, voyez à quel chiffre de dépense on arriverait pour faire seulement une fois par an l'analyse du lait de chacune des deux

cents laitières de notre ville et de quelle utilité serait
une seule analyse par an.

Nous croyons, nous, qu'il ne faut *saisir que les
laits sur lesquels s'élèvent des doutes sérieux de falsification*, et nous soutenons que les seuls moyens
d'avoir des présomptions fondées sont donnés par
les *organes des sens, et notamment par le goût.*

Lorsqu'un lait paraîtra fraudé à un agent de l'autorité, devra-t-on dresser de suite un procès-verbal
et répandre sur la voie publique le lait soupçonné?
Cette dernière opération ne nous paraît ni utile, ni
convenable, ni juste, ni légale ; nous avons la conviction qu'on l'abandonnera bientôt partout et pour
toujours. Nous croyons même savoir que déjà cette
utile réforme a été opérée par les soins de notre administration municipale. Qu'on s'en tienne donc à
un procès-verbal constatant une simple saisie de lait
soupçonné frelaté, avec une indication de sa nature
(pur, écrémé ou mélangé). Qu'on adresse immédiatement ce lait à un expert qui, par une analyse
facile pouvant être faite dans la journée, confirmera
ou infirmera les doutes du commissaire de police.
Dans le premier cas, il sera indispensable d'envoyer
un agent recueillir, au domicile des prévenus, du
lait provenant ou de la vache unique s'il n'y
en a qu'une, ou du mélange du lait de toutes les
vaches s'il y en a plusieurs, et se trouvant dans les
conditions indiquées au procès-verbal (écrémé ou
non).

*Une nouvelle analyse faite sur ce lait naturel don-
nera tous les documents nécessaires pour établir une
comparaison sérieuse et pour affirmer en toute certitude, non-seulement qu'il y a eu fraude, mais en-*

*core quelle a été la substance introduite, et dans
quelle proportion elle l'a été.*

La seule objection sérieuse qu'on ait essayé de
nous faire est la suivante : *le lait d'une même vache
ou de toutes les vaches d'une même ferme peut varier
du jour au lendemain.*

Nous en convenons ; mais, d'abord, pour qu'il en
soit ainsi, il faut qu'il y ait un changement complet
dans l'alimentation, et ce sera ce qui, indépendam-
ment de l'extrême rareté de cette circonstance, *arri-
vant précisément le jour d'une saisie,* sera facile à
constater. En admettant même qu'on ne puisse vérifier cette assertion d'un prévenu, une nouvelle
saisie tranchera toutes les difficultés. Enfin ces variations sont extrêmement faibles, et l'expert, ayant
une certaine latitude dans ses appréciations, ne sera
jamais trompé par elles.

Quant aux frais exigés pour mettre à exécution le
système que nous proposons, ils seraient les sui-
vants :

1° Frais de première analyse complète. . 10ᶠ »
2° Id. de deux analyses. . . . . 20 »
3° Déplacement du commissaire de police,
frais de timbre. . . . . 10 »
$\qquad$ Au maximum. . . . . . . 30 »

Ce sera beaucoup moins simple et moins rapide
qu'une opération de lactodensimétrie, c'est vrai ;
mais nous avons prouvé que cette extrême simplicité avait conduit aux plus dangereux résultats, et
était bien plus redoutée des honnêtes gens que des
fraudeurs.

Il n'importe pas tant, en fait de contravention, de
frapper fort et souvent que de frapper juste. La

plus grande puissance de la loi est dans son influence morale plus que dans les moyens matériels dont elle dispose. Et si on veut ne rien perdre de cette dernière influence, on ne doit reculer devant nul moyen de trouver la vérité.

En terminant ces observations, nous ne pouvons nous dispenser de déclarer que l'honneur d'avoir formulé la plupart des propositions sur lesquelles nous insistons aujourd'hui appartient à MM. Bouchardat, professeur d'hygiène à la faculté de médecine de Paris; Quevenne, pharmacien en chef de la Maternité; Chevalier, professeur à l'école de pharmacie de Paris; Reveil, pharmacien en chef de l'Oursine; Marchand, pharmacien à Fécamp, et autres.

Nous différons avec ces Messieurs en deux points, savoir : 1° que pour nous l'usage du lactodensimètre est inutile, 2° que toujours une analyse comparative est nécessaire. Mais on n'oubliera pas que les travaux publiés par MM. Bouchardat et Quevenne d'une part, et Chevalier et Reveil de l'autre ont été faits pour Paris, là où le lait mis en vente est formé d'un mélange de lait fourni par un grand nombre de vaches, et que ce n'est qu'exceptionnellement qu'ils ont eu à examiner du lait provenant d'une seule vache ou d'un petit nombre de vaches. Ici, au contraire, c'est la règle; et tandis qu'à Paris une expérience sur place est une affaire très-longue, très-coûteuse et très-difficile, pour nous c'est une affaire simple, commode et rapide.

Sur tous les points essentiels nous sommes parfaitement d'accord, c'est ainsi que MM. Bouchardat et Quevenne recommandent en première ligne aux

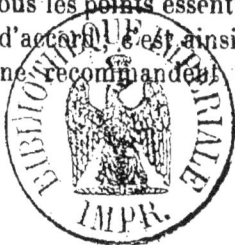

agents de l'autorité (page 2) de goûter le lait, et (page 21) d'en examiner la saveur et l'odeur.

Page 2. A propos des indications données par le lactodensimètre, son inventeur dit lui-même *qu'il faut bien se garder de conclure, d'après ces essais préliminaires, à moins d'aveu précis du débitant, signé sur le procès-verbal ; mais prélever un échantillon d'un demi-litre au moins sur le lait soupçonné, en ayant le soin préalable de le rendre homogène en le mélant bien, et de le transmettre immédiatement au chimiste expert désigné par l'administration. Cette manière de procéder présente l'incontestable avantage de respecter la dignité du marchand et de ne pratiquer une saisie que lorsqu'il existe une très-puissante présomption de violation de la loi.*

Page 9. MM. Bouchardat et Quevenne ajoutent : *A nos yeux, ces derniers procédés ne peuvent être que des moyens de vérification d'une valeur différente pour chacun, ne se rapportant d'ailleurs, comme le lactodensimètre et le lactoscope, qu'à un seul élément du lait, moyens auxquels il peut cependant être commode de recourir; mais comme certitude dernière, pour se prononcer sur la richesse du lait, dans les cas graves nous ne connaissons qu'un moyen, l'analyse.*

Page 23. Les mêmes auteurs adoptent que la vente du lait écrémé soit permise *à la condition que chaque pot qui le contiendrait porterait cette indication en gros caractères* : LAIT ÉCRÉMÉ.

Enfin, ces Messieurs reconnaissent qu'on ne peut se refuser à accorder à tout prévenu qui la demande une expérience comparative : et, comme moyen économique, ils ajoutent *que l'expertise pour-*

rait toujours se faire sans dépense aucune pour l'ad-
ministration. Dans le cas où l'expertise conduit à
mettre le prévenu hors de cause, les expériences sont
de si peu de durée, que l'expert peut faire ce travail
gratuitement ; quand il s'agit de sophistication, le
coupable acquitte les frais.

En procédant ainsi, on ne pratiquerait jamais une
saisie que lorsque la présomption de fraude existe-
rait ; si cette présomption n'était pas légitime, nous
serions d'avis de faire rembourser au commerçant le
lait prélevé. On ne saurait marquer trop de respect
pour le marchand loyal et honnête.

Il y a loin, comme on voit, des prescriptions
données par tous les hommes qui se sont occupés sé-
rieusement des falsifications du lait à ce qui s'est fait
jusqu'à présent dans presque tous les départements
de France.

Nous avons l'espoir que les faits que nous avons
signalés dans cet opuscule, faits dont chacun peut
du reste vérifier l'exactitude, en rappelant l'attention publique sur une question si importante, la
fera enfin envisager sous ses points de vue véritablement moraux et véritablement pratiques.

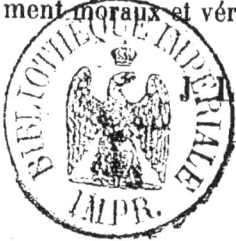

J. LAVALLE, E. DELARUE.

(1800) — Dijon, imp. Loireau-Feuchot.

www.ingramcontent.com/pod-product-compliance
Lightning Source LLC
Chambersburg PA
CBHW070716210326
41520CB00016B/4367